AF461072

RECHERCHES EXPÉRIMENTALES

POUR SERVIR A L'HISTOIRE

DE L'HERPÈS TONSURANT

CHEZ LES ANIMAUX

PAR

Le Dr Is. VINCENS,

Ancien interne des hôpitaux de Lyon,
Ex-chirurgien de la 1re légion de marche du Rhône.

PARIS

ADRIEN DELAHAYE, LIBRAIRE-EDITEUR
PLACE DE L'ÉCOLE-DE-MÉDECINE

1874

RECHERCHES EXPÉRIMENTALES

POUR SERVIR A L'HISTOIRE

DE L'HERPÈS TONSURANT

CHEZ LES ANIMAUX

PAR

Le D[r] Is. VINCENS,

Ancien interne des hôpitaux de Lyon,
Ex-chirurgien de la 1re légion de marche du Rhône.

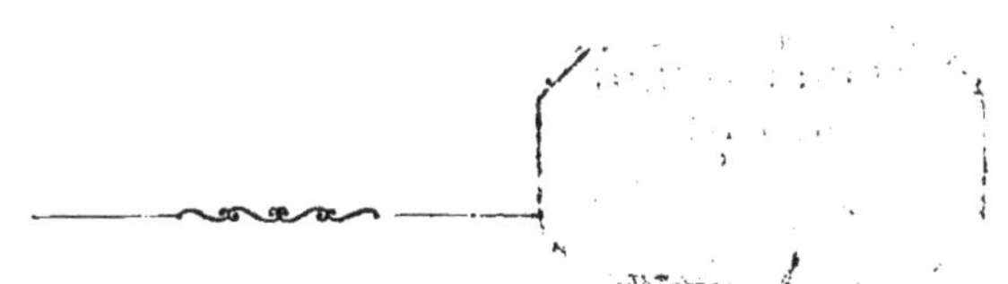

PARIS
ADRIEN DELAHAYE, LIBRAIRE-EDITEUR
PLACE DE L'ÉCOLE-DE-MÉDECINE.

1874

A M. HORAND

Chirurgien en chef désigné de l'Antiquaille (Lyon).

INTRODUCTION.

L'herpès tonsurant est une affection parasitaire qui a été longtemps méconnue, ou plutôt confondue avec d'autres affections du cuir chevelu, mais dont la fréquence se révèle chaque jour depuis que l'attention a été attirée sur elle. Plus contagieux que le favus, et plus rebelle que lui aux divers traitements préconisés jusqu'à ce jour, il n'est pas sans importance, croyons-nous, de connaître non-seulement les caractères cliniques de l'herpès tonsurant, mais encore de remonter à la source de la contagion. Déjà, de nombreuses recherches sur le *favus* ont démontré d'une manière évidente que le *rat* est la source originelle de cette affection. Elles ont permis de saisir de quelle façon s'opère la transmission du favus du rat à l'homme, en montrant que le rat contagionnait tout d'abord le chat et celui-ci l'homme. Les exemples de ce mode de contagion sont nombreux; qu'il nous suffise de rappeler les faits signalés par MM. Jacquetant (1), Draper (2),

(1) Jaquetant, interne des hôpitaux de Lyon: Essai sur le favus, thèse inaugurale. Paris 1847.

(2) Draper (de New-York). Observation datant de 1854, citée par Bazin. Affections cutanées parasitaires, 1858.

R. Tripier (1), Saint-Cyr (2), Gigard (3), Horand (4), etc.

S'il est vrai que quelques recherches ont été faites pour démontrer la transmission de l'herpès tournant des animaux à l'homme, on a pourtant négligé de rechercher si les animaux domestiques, tels que le rat, le chat, le chien même, qui contractent si facilement le favus, peuvent de même contracter l'herpès tonsurant. Il est facile de voir dans quelle voie nouvelle entrerait l'histoire clinique de cette dernière affection si de telles recherches donnaient des résultats positifs. Elles permettraient d'arriver à connaître la source, encore obscure, où l'homme puise cette affection.

C'est dans ce but que, durant notre internat à l'Antiquaille, sous la bienveillante direction de M. Horand, chirurgien en chef désigné de cet hospice, nous avons entrepris les expériences qui font l'objet de ce travail. Qu'il nous soit permis de lui adresser ici tous nos remercîments, ainsi qu'à notre collègue M. Carry, interne des hôpitaux de Lyon.

(1) R. Tripier, médecin des hôpitaux de Lyon. Communication à la Société des sciences médicales de Lyon (séance du 21 août 1867).

(2) Saint-Cyr, professeur à l'école vétérinaire de Lyon. Annales de dermatologie et de syphiligraphie, par Doyon, 1869.

(3) Gigard, interne des hôpitaux de Lyon. Deux points de l'histoire du favus. Thèse inaugurale. Paris, 1872.

(4) Horand, chirurgien de l'Antiquaille. Communication à la Société des sciences médicales de Lyon, 1873.

RECHERCHES EXPÉRIMENTALES

POUR SERVIR A L'HISTOIRE

DE L'HERPÈS TONSURANT

CHEZ LES ANIMAUX.

CHAPITRE PREMIER.

Il nous paraît nécessaire, pour écarter toute équivoque, de commencer par définir exactement ce que nous entendons par *herpès tonsurant*; car cette affection n'a pas encore reçu de définition nette et précise dans un grand nombre d'ouvrages de dermatologie. Aujourd'hui la lumière est faite sur presque tous les points de son histoire clinique; c'est pourquoi, pénétré des idées de nos maîtres que nous avons maintes fois vérifiées dans la pratique, nous pouvons spécifier ainsi cette teigne :

Une affection parasitaire, contagieuse, du cuir chevelu, propre à l'enfance, due au développement d'un champignon spécial, le trichophyton (1), et caractérisée par des plaques arrondies ou ovalaires, d'aspect chagriné, recouvertes de furfures grisâtres et au niveau desquelles les cheveux altérés

(1) De θρίξ, cheveu, et φυτὸν plante.

dans leur structure sont en grande partie brisés à leur émergence du follicule pileux.

Ces plaques, par leur forme arrondie et la cassure des cheveux ras la peau, rappellent la tonsure des ecclésiastiques, c'est pourquoi la teigne qu'elles caractérisent a reçu le nom d'*herpès tonsurant.*

Le nom d'herpès tonsurant lui a été donné en 1840 par M. Cazenave (1) qui, ne soupçonnant pas la nature parasitaire de cette affection, s'est attaché à démontrer qu'on pouvait observer au début une éruption très-fugace de fines vésicules, afin de la faire rentrer dans les cadres de Willan. Nous emploierons indistinctement les expressions d'*herpès tonsurant*, *teigne tonsurante*, pour désigner l'affection que nous venons de définir.

Revenons maintenant plus en détail sur quelques-uns des points énoncés dans notre définition. C'est une affection spéciale à l'enfance, disons-nous. On peut l'affirmer d'une manière absolue, car il n'existe pas dans la science un seul cas d'herpès tonsurant contracté au delà de 16 ans. Est-ce à dire pour cela que le trichophyton ne puisse pas germer sur l'adulte. Loin de là : mais alors il s'implantera toujours en dehors du cuir chevelu, sur des régions dont les poils n'auront pas, comme sur le crâne, perdu sans retour l'aptitude de nourrir le parasite, et suivant le siége, ses manifestations prendront les noms de *sycosis*, d'*herpès circiné*, etc.

(1) Cazenave. Leçons sur les maladies de la peau, Paris, 1850.

Ce champignon générateur de la teigne tonsurante a été, ainsi que nous le verrons tout à l'heure, découvert par Gruby (1). Parmi les diverses dénominations sous lesquelles on l'a désigné, la science a adopté celle de trichophyton tonsurant proposée par Malmsten (2) qui, du reste, en a le premier donné une description exacte.

M. Robin, dans son ouvrage des *Végétaux parasites de l'homme et des animaux*, l'a classé dans la famille des arthrosporées, tribu des tovulacées. Or, cette tribu ne comprend que des genres à structure très-simple, constitués soit uniquement par des spores, soit à la fois par des spores et du mycélium, ce dernier restant toujours en proportion infinie. D'après cela, on pressent quels seront les caractères propres au genre *trichophyton*. Ils seront exposés avec plus de détail lorsqu'il nous faudra différencier ce végétal de celui de la teigne faveuse.

Nous avons dit plus haut que l'*herpès tonsurant* n'était pas la seule manifestation cutanée, engendrée par le trichophyton. En effet, il ne constitue que le premier terme de la trilogie de M. Bazin qui,

(1) Gruby. Sur une espèce de mentagre contagieuse résultant du développement d'un nouveau cryptogame dans la racine des poils de la barbe de l'homme. (Comptes rendus de l'Académie des Sciences. Paris 1844.)

Gruby. Recherches sur les cryptogames qui constituent la maladie contagieuse du cuir chevelu décrite sous le nom de teigne tondante (Mahon). Herpès tonsurant (Cazenave). Comptes rendus de l'Académie des Sciences. Paris 1844.

(2) Malmsten. Trichophyton tonsurans des hoarscherende Schimmel, etc. (Arch. f. anat. physiol. Müller, 1848.

sanctionnée par l'observation et l'expérimention en France et à l'étranger, est définitivement passée dans la science. Elle comprend :

1° L'*herpès tonsurant ;*

2° Le *sycosis parasitaire ;*

3° L'*herpès circiné.*

M. Hardy, pour indiquer d'un seul mot ces trois branches d'un même tronc, les a désignées sous le nom générique de *trichophytie* (1). Ces trois divisions comprennent diverses variétés, dont la plus importante, due au développement du parasite, sous l'ongle, a reçu le nom d'*onychomicosis* (2) *trichophytique* dont l'euphonie laisse un peu à désirer. Son importance est justifiée par ce fait qu'elle est une preuve irréfragable que les éléments du poil ne sont pas une condition *sine quâ non*, de la germination des spores trichophytiques. De plus, cette variété se lie plus particulièrement à l'herpès tonsurant, parce que le prurit qui signale la première période de cette teigne, entraîne le grattage par les ongles, tandis que le porteur d'un sycosis parasitaire se gratte ordinairement avec le dos de la main. Dans les deux cas, il y a inoculation directe ; mais dans le premier, c'est l'herpès de l'ongle qui se développe, au lieu que, dans le second, c'est l'herpès circiné du dos de la main.

Maintenant que nous avons fait, pour ainsi dire, notre profession de foi en matière de trichophytie,

(1) Hardy. Leçons sur les maladies de la peau. Paris 1863.

(2) De Ονυξ, ongle, et μυκής, champignon.

et plus particulièrement de teigne tonsurante, abordons la partie historique de ce travail (1).

Il n'entre pas dans le plan de ce mémoire de faire une histoire détaillée et complète de l'herpès tonsurant, mais cependant nous ne pouvons passer sous silence certains points relatifs à sa nature parasitaire, car ils sont encore pleins d'actualité. Entrevu par les anciens (2), il n'a été bien décrit pour la première fois qu'en 1829, par Mahon jeune, sous le nom de *teigne tondante* (3). Cet observateur fut d'autant plus frappé de son caractère contagieux qu'il le contracta lui-même sous l'ongle en épilant ses malades avec les doigts, comme c'était la coutume de Mahon. Toutefois, il considère la teigne tondante comme rare, constitutionnelle et héréditaire : ce sont là autant d'erreurs.

C'est en 1839, qu'un allemand, Schœnlein (4), découvre dans les croûtes de favus un champignon qui reçut plus tard le nom d'achorion schœnlenii. Ce fait nouveau attire l'attention des observateurs sur les teignes, dont l'histoire, fort obscure jus-

(1) Cet exposé nous a paru nécessaire en présence de l'obstination persistante d'illustres contradicteurs, car ces doctrines, qui sont celles des médecins actuels de Saint-Louis, sont universellement adoptées à l'étranger. (Mahaux. Recherches sur le Trichopyton tonsurans. Thèse présentée à la Faculté de médecine de l'Université de Bruxelles, 1869)

(2) Pline. Hist. nat., liv. 26.

(3) Recherches sur le siége et la nature des teignes par Mahon jeune (1829).

(4) Schœnlein. Zur Pathologie der Impetigines. (Arch. Müller, 1839.)

qu'alors, entre désormais dans une nouvelle phase. En 1840, Gruby importe en France la découverte de Schœnlein et démontre la nature parasitaire du favus ; puis, agrandissant le cercle de ses recherches, il découvre successivement deux nouveaux cryptogames, le premier en 1842 dans la mentagre (microsporon mentagrophytes); le second, en 1844, dans l'herpès tonsurant de Cazenave ou teigne tondante de Mahon ; il le désigne sous le nom de *champignon de la teigne tondante*. Dès lors, l'affection qui nous occupe est rangée à côté du favus dans les teignes parasitaires. Deux ans plus tard, le suédois Malmsten publie une bonne description du champignon de la teigue tondante et lui donne le nom de trichophyton tonsurans qui a prévalu. C'est vers cette époque que Lebert (1) décrivit comme cause de la teigne tondante un champignon qui n'est autre que celui de Gruby et de Malmsten. A partir de 1846, on peut dire que les dermatologistes se divisent en deux camps : les uns admettant la nature parasitaire de la teigne tonsurante, les autres niant l'existence du cryptogame, ou tout au moins lui refusant toute participation active dans le développement de cette affection. Les premiers sont M. Bazin et son école, puis plus tard M. Hardy comme cliniciens, et M. Robin comme micrographe. M. Bazin, dans son premier travail sur les teignes (2), reconnaît que c'est un crypto-

(1) Lebert. Physiologie pathologique. Paris, 1845.
(2) Recherches sur la nature et le traitement des teignes (1853).

game qui produit la teigne tondante de Mahon, il lui donne le nom de *teigne tonsurante*, complète la description de la maladie, et institue le premier un traitement destiné uniquement à combattre le parasite. L'année suivante, il signale la liaison qui existe entre la teigne tonsurante, le sycocis et l'herpès circiné (2). Ces trois affections sont le produit du même cryptogame, et dès lors le microsporon mentagraphytes de Gruby, n'est autre chose que le trychophyton. M. Robin vient confirmer les observations de l'illustre médecin de Saint-Louis et apporter dans la balance tout le poids de sa grande expérience en micrographie. Enfin, en 1855, les bases de la trilogie sont définitivement établies. Le traitement n'a plus qu'un objectif : détruire le parasite ou en arrêter la germination ; et de nombreux succès, chez des malades considérés jusque-là comme incurables, viennent couronner les efforts du créateur de cette nouvelle thérapeutique.

Passons maintenant en revue le camp des détracteurs de la doctrine des *antiparasitaires*, si l'on peut s'exprimer ainsi. Nous y trouvons des hommes d'un haut mérite. D'abord, M. Cazenave qui, en 1850, dans son *traité des maladies du cuir chevelu*, considère l'existence du trichophyton comme une pure hypothèse, tout en reconnaissant que l'herpès tonsurant est éminemment contagieux. Depuis lors, son opinion est restée inébranlable ; et, dans

(1) Considérations sur la mentagre et les teignes de la face (1854).

un mémoire tout récent (1), il refuse de se rendre à l'évidence et jette de nouveau à la face de ses adversaires son éternel défi : il n'y a qu'une seule teigne, le favus.

M. Chausit, élève de M. Cazenave, partage sa manière de voir et ne reconnaît dans le sycosis qu'une inflammation mécanique du conduit pilifère par le rasoir plus ou moins ébréché du barbier. Nommons enfin MM. Malherbe et Letenneur qui eurent l'occasion d'observer en 1852 une épidémie de teigne tondante dans la Vendée. Ils eurent le mérite de signaler les premiers la relation entre la teigne tondante et l'herpés circiné, mais ne soupçonnèrent pas l'existence du végétal. Depuis, M. Malherbe n'a jamais voulu l'admettre, et M. Letenneur prend place à côté des dermatologistes, tels que, MM. Devergie, Gibert, etc., qui admettent bien l'existence du cryptogame à certaines périodes de la maladie, mais le considèrent dans certains cas ou comme effet, ou comme épiphénomène.

Il n'est plus possible aujourd'hui de douter de l'existence du trichophyton et de ne pas le considérer comme cause unique de la teigne tonsurante, au même titre que l'achorion est la cause du favus, l'acare celle de la gale. On peut cependant se demander, à l'exemple de Hallier (2) et d'Hébra de Vienne (3), si ce champignon constitue une espèce

(1) Bibliothèque médicale par Alphée Cazenave : *les gourmes* (1873).

(2) Hallier. Die pflanzl. Parasiten, 1866.

(3) Hebra. Zeitschrift der K. Gesellschaft der Aerzte, 1854.

végétale distincte de celui du favus ; ou bien si tous deux ne sont que des variétés d'une seule et même espèce. M. Robin en a fait non-seulement deux espèces, mais deux genres tout à fait différents. Pour M. Hébra, il n'y a pas de doute possible ; il a, dit-il, observé les deux affections simultanément et il a vu les croûtes de favus quelquefois précédées par une efflorescence herpétique. Kœbner, cité par Neumann (1), n'admet pas cette identité. Hallier considère le trichophyton comme dérivant du *penicillium*, et, dans un dernier ouvrage (Gæhrungserscheinungen, 1869 ; phénomènes de la fermentation), il établit que ce champignon est une espèce d'oïdium à un degré plus élevé que le *torula* dérivé de l'*aspergillus*. Enfin Neumann, continuant les expériences d'Hébra relativement à l'origine de la teigne tonsurante et du favus, fait également dériver le trichophyton et l'achorion le plus souvent du *penicillium*, et dans quelques cas du *trichothecium* ; mais il n'a jamais réussi à obtenir l'*aspergillus* avec la matière parasitaire de l'herpès tonsurant.

Quoi qu'il en soit, laissant de côté ces vues théoriques, nous nous attacherons à démontrer que le favus et l'herpès tonsurant sont deux maladies bien distinctes, en nous appuyant sur la clinique et sur l'observation microscopique. Outre les caractères objectifs tranchés que l'on rencontre dans le favus, tels que les godets, les croûtes jaunes

(1) Lehrbuch der Hautkrankheiten von J. Neumann zweiet Auflage, Wien, 1873.

soufrées, l'odeur de souris, la rougeur vineuse du cuir chevelu, l'infiltration des couches du derme, etc., et d'autres encore sur lesquels nous ne croyons pas utile d'insister, nous dirons que nous avons vu maintes fois, dans nos expériences tant sur les animaux que sur l'homme, le favus croître et prospérer à côté de l'herpès et que toujours les deux affections ont scrupuleusement conservé les caractères originels de chacune d'elles sans jamais donner lieu à des symptômes hybrides communs.

Telle est aussi la manière de voir de M. Rollet (1) qui a prouvé expérimentalement que l'on peut inoculer les deux champignons ensemble, mais qu'ils restent toujours distincts. D'autre part, il n'est pas très-rare de rencontrer les deux teignes coexistant fortuitement sur le même sujet, mais jamais l'on ne trouve rien de commun entre elles. Dans les faits cités à l'appui par les unicistes, on ne trouve consigné aucun de ces signes métis, qu'il eût été si important de relever; ils se bornent à constater que là, il y a de l'herpès; ici, du favus; et concluent tout simplement que l'un a engendré l'autre.

« M. Fox (2) a présenté un enfant affecté en même temps de nombreuses plaques d'herpès circiné sur diverses parties du corps, et sous une aisselle d'une pustule de favus, dans le contenu de laquelle le microscope a découvert la présence de cellules de l'a-

(1) Des agents contagieux des maladies de la peau. Rollet, Gazette médicale de Lyon, 1855.

(2) Fox. British Med. journal, 1864.

chorion de Schœnlein. M. Fox s'étant assuré qu'il n'existe point de cas de favus dans la famille ni au voisinage de cet enfant, pense que les cellules de l'herpès circiné ont pu se transformer en celles du favus. Quoi qu'il en soit de cette possibilité, il faut remarquer, ainsi que le fait observer M. Camps, que le favus ne s'était pas implanté chez cet enfant sur une plaque d'herpès. » (Harveian Society of London, 18 fev. 1864.)

L'examen microscopique des croûtes parasitaires fait découvrir d'autres différences encore plus tranchées.

Les spores du trichophyton sont petites (elles ont à peu près le diamètre d'une hématie), égales, régulièrement sphériques, et réfringentes; celles de l'achorion sont plus grosses, de diamètre irrégulier, de forme variable, comprenant la sphère et toutes ses dérivées, et enfin d'une réfringence beaucoup plus faible.

Le mycélium existe dans les deux cryptogames. Celui du trichophyton est rare et toujours en quantité minime; on ne le trouve que si l'affection est de date récente; plus tard, il fait totalement défaut, et la spore est alors la seule caractéristique du parasite. Celui de l'achorion existe à toutes les périodes: il est très-abondant et très-fourni, et égale la proportion des spores s'il ne la surpasse pas. On trouve difficilement un groupe de 7 à 8 spores sans voir auprès un fragment de mycélium. Il se compose de deux ordres d'éléments également faciles à constater *de visu* : 1° Des tubes filamenteux fins divisés dichotomiquement : c'est le mycélium végétatif; 2° Des tubes sporophores à double contour, présentant des séries régulières d'étranglements successifs, ayant aussi des divisions dichotomiques, et offrant tous les intermédiaires entre un tube vide de spores et une série linéaire de spores qui ne se touchent plus que par un point de leur circonférence: c'est là le mycélium reproductif bien plus abondant que l'autre.

D'après ces caractères microscopiques, il est difficile de confondre les deux végétaux.

Leur manière de se comporter relativement aux cheveux ou poils vient encore fournir des signes distinctifs qui feront éviter toute chance d'erreur.

Disons tout de suite que, dans le favus pas trop ancien, les cheveux s'arrachent facilement, entraînant leurs gaînes gonflées outre mesure par une matière blanchâtre, comme amidonnée; tandis que, dans les vieux favi, les cheveux sont secs, et leur bulbe est atrophié.

L'examen microscopique démontre assez facilement l'existence des spores et du mycélium autour des racines de ces cheveux et dans les gaînes gonflées; mais, malgré tout le soin que nous avons mis à examiner des cheveux chez un grand nombre de favi à diverses périodes, jamais nous n'avons pu constater cette infiltration de la tige par les spores qui vont s'interposer dans la substance médullaire et dissocier les lamelles de l'écorce, au dire de M. Bazin.

Dans l'herpès tonsurant, l'altération est tout autre. Si l'on arrache un cheveu entier à la périphérie de la plaque d'herpès, on lui trouve aussi une gaîne légèrement gonflée, contenant à sa surface et dans son intérieur des spores du trichophyton sans mycélium : le bulbe commence déjà à s'infiltrer de ces éléments, mais la tige, quoique déjà plus cassante, est encore saine. C'est là le type de l'altération du poil au début. Prenons maintenant un de ces cheveux cassés près de leur émergence, qu'on trouve en assez grand nombre vers le centre de la plaque. Celui-là sera difficile à extraire avec son bulbe qui sera ratatiné, atrophié, recourbé en crosse, et l'examen microscopique démontrera l'existence de spores en grand nombre dans le bulbe, dans la substance médullaire et entre les lamelles de la substance corticale, où elles forment des amas qui les dissocient comme un coin dissocie les fibres du bois.

CHAPITRE II.

FAITS RELATIFS A LA TRANSMISSION DE L'HERPÈS TONSURANT DE L'HOMME AUX ANIMAUX ET RÉCIPROQUEMENT.

Les faits relatifs à l'histoire de l'herpès tonsurant chez les animaux sont encore peu nombreux ; aussi croyons-nous devoir les rappeler à l'occasion de ce travail. Les premières recherches à ce sujet ont été faites par Letenneur, de Nantes, et par Malherbe (1).

« Lorsque je vins exercer la médecine dans la Vendée, dit Letenneur, je vis que non-seulement l'herpès circiné se communique de l'homme à l'homme, mais encore des animaux à l'homme. J'en ai eu cent fois la preuve, et je m'étonne que ce fait n'ait pas attiré l'attention des dermatologues.

L'herpès circiné est très-commun dans l'espèce bovine, surtout chez les jeunes sujets. On l'observe particulièrement au printemps, lorsque les animaux ont passé l'hiver dans des étables mal aérées et qu'ils ont eu une nourriture insuffisante ou de mauvaise qualité.

Le siége le plus fréquent de l'éruption est le cou. On y remarque des plaques isolées ou confluentes, présentant dans ce dernier cas des bords festonnés. A la surface de ces plaques la peau paraît glabre et elle est couverte de squames blanchâtres, au milieu desquelles on distingue les poils en partie détruits ; c'est exactement ce qui a lieu dans l'herpès tonsurant.

Lorsque cette maladie apparaît dans une étable, on regarde comme utile de séquestrer les animaux qui en sont atteints, afin de préserver les autres. Les personnes chargées du soin des bestiaux et qui sont exposées à toucher fréquemment les parties malades contractent facilement des herpès circinés. J'ai observé le plus souvent cette maladie au

(1) Malherbe. Etude clinique sur l'herpès tonsurant. Journal méd. du départ. de la Loire-Infér., 27e vol., p. 298, 1851.

poignet, à la face palmaire de l'avant-bras, et quelquefois au menton, ainsi qu'autour de la bouche, chez les enfants qui avaient l'habitude d'embrasser de jeunes veaux confiés à leur garde.

Le siége le moins fréquent de la maladie est peut-être le cuir chevelu.

La transmission de cette maladie des animaux à l'homme est un fait parfaitement connu des paysans, et cependant les auteurs classiques sont muets à cet égard. C'est ainsi que, dans une leçon faite par Cazenave sur l'herpès circiné (Annales des maladies de la peau, 14 mai 1851), le savant professeur montra à ses élèves un malade offrant sur le visage un exemple de cette maladie. Cet homme attribuait son mal à ce qu'il avait porté sur ses épaules un veau dartreux. Cette circonstance ne sembla pas avoir frappé Cazenave, puisqu'il ne parla que du diagnostic et du traitement.

Je regarde donc comme un fait positif et qui doit être acquis à la science, que l'herpès circiné et l'herpès tonsurant sont également contagieux, soit de l'homme à l'homme, soit des animaux à l'homme (1). »

Bazin rapporte également plusieurs faits qui prouvent que la teigne tonsurante se transmet des animaux à l'homme. Il raconte, en effet, qu'un gendarme se présenta à la consultation de l'hôpital

(1) Letenneur. Réflexions sur l'herpès tonsurant. Nantes, 1851. (Journal de la section de méd. du dép. de la Loire-Inf., 27e vol., p. 310).

Saint-Louis avec des plaques herpétiques sur la face palmaire de l'avant-bras droit ; cinq ou six de ses camarades étaient atteints de la même affection. Il apprit que, dans l'écurie de leur caserne, il y avait des chevaux dartreux, et que par suite des soins à leur donner, la main et l'avant-bras se trouvaient en contact immédiat avec les parties malades ; d'où la transmission de la maladie du cheval à l'homme.

Trois chevaux étaient en effet malades et portaient sur le garrot, les épaules, le dos et le ventre des plaques arrondies, absolument semblables à celles de l'herpès tonsurant. Les poils au centre de la plaque étaient cassés à 6 ou 8 millimètres de la peau ; il y avait en outre, comme dans l'herpès tonsurant, une production blanchâtre, squameuse et même croûteuse, traversée par les poils. L'examen microscopique démontra l'existence d'une végétation cryptogamique, mais différente de celle qui caractérise la teigne tonsurante chez l'homme. Les spores et les tubes étaient infiniment plus petits.

Bazin aurait encore observé un malade qui aurait communiqué son affection à une levrette, mais nous n'avons pu retrouver cette observation.

En 1858, Raynal (1) présenta à l'Académie de médecine un Mémoire sur l'herpès tonsurant dans

(1) Raynal. Mémoires de l'Académie de médecine, 1858, t. XXII, p. 403. Rapport de Devergie à ce sujet. (Bulletins de l'Académie de médecine, t. XXII, p. 223).

les espèces chevaline et bovine, contagieux de sa nature et transmissible des animaux à l'homme. Pour cet auteur, la dartre tonsurante se développe chez le cheval à la partie supérieure du corps, à la tète, au dos, aux reins, à la croupe; les poils deviennent ternes, perdent leur luisant, ne sont plus imbriqués; on ne constate pas l'existence de vésicules. Pour Raynal, l'affection est liée à un état morbide général; elle a une durée de quarante à cinquante jours. Elle atteint surtout les jeunes chevaux soumis au changement d'air, de régime et de travail. Cette affection se propage rapidement; la contagion a lieu par le contact direct; tantôt les chevaux se frottent les uns contre les autres, tantôt par les étrilles ou les brosses. Les palefreniers la contractent avec la plus grande facilité.

Bouley, en 1852, soignait des chevaux de gendarmes qui furent eux-mêmes atteints d'herpès circiné.

Raynal s'est livré à quelques expériences. Il fit panser deux chevaux avec les mêmes étrilles et éponges, et huit jours après ils contractèrent la même affection. L'expérience fut répétée avec succès sur deux jeunes veaux. Le palefrenier qui les traitait fut atteint d'herpès circiné. En résumé, cet auteur conclut que cette dartre tonsurante se transmet du cheval au cheval et du bœuf au cheval et réciproquement; enfin, du cheval et du bœuf à l'homme.

D'autres auteurs ont cité des faits semblables (1).

Dans sont travail sur les ongles, M. Ancel rappelle l'observation du docteur Purser, insérée dans le journal scientifique de Dublin 1865, relative à un cas d'onychomycosis dù à la présence du trichophyton. Il s'agit d'un malade qui avait été probablement contaminé par un chien atteint d'herpès tonsurant. Il s'était d'abord formé sur la face dorsale du pouce gauche une éruption vésiculeuse. Quand cette éruption eut disparu, l'ongle devint malade; l'altération débuta par la racine et sembla s'y concentrer. Mais elle s'étendit bientôt à tout l'organe (2).

Neumann admet que l'herpès tonsurant est quelquefois communiqué par les animaux domestiques, particulièrement par le chat, le chien et le cheval. Toutefois, cet auteur ne cite aucun fait venant à l'appui de cette opinion.

En 1872, M. Horand présenta à la Société des sciences médicales de Lyon un garçon de 16 ans atteint, comme dans le cas de Purser, d'onychomycosis trichophytique communiqué par un chien. Dans ce cas, le diagnostic ne peut faire naître aucun

(1) Cramoisy. Thèse Paris 1856, p. 47.

Dassit. Bullet. thérap. t. XXII, p. 211.

Gallico. Osservazioni di erpete circinato communicato del cavallo all uomo. Gazet. med. ital. stadi Sardi, 1858.

Gerlach. Die Flechte des Rindes, Mag. f. Thierheilk, 1857.

Fratzer. Dublin. Quaterl. Journ., 1865.

Gamberini. Manuele delle Malattie cutanee. Milano, 1871.

(2) Des ongles au point de vue anatomique, physiologique et pathologique, par Ancel. Paris, 1868.

doute, car l'enfant a eu non-seulement une affection de l'ongle, mais encore un herpès circiné de la main et de la face. De plus, l'examen microscopique de l'ongle a permis de constater l'existence du trichophyton. Enfin l'enfant a bien été contagionné par un chien, car il avait été chargé par son maître de laver le chien de la ferme, atteint d'une affection cutanée pour laquelle il fut abattu ; et c'est quelques jours après qu'il vit survenir sur la main les premiers symptômes de la trichophytie.

A cette occasion, M. Saint-Cyr, professeur de l'Ecole vétérinaire de Lyon, déclara n'avoir jamais observé la teigne tonsurante chez le chien, bien qu'il ait des raisons pour croire que cette affection est fréquente chez cet animal. M. Peuch, chef de service de la même école, dit de son côté n'avoir jamais vu le trichophyton chez le chien, quoique l'existence de l'herpès circiné ne soit pas douteuse chez lui (1).

Ce n'est pas le seul fait de transmission de l'herpès tonsurant des animaux à l'homme que M. Horand ait rencontré dans sa pratique. Il nous a raconté, en effet, avoir été appelé à donner des soins en 1871 à un soldat du train qui était porteur d'un herpès circiné au bras gauche. En interrogeant ce soldat, il apprit que le cheval qu'il pansait, était atteint d'herpès tonsurant. En 1873, il eut l'occasion d'examiner un de ses clients qui était

(1) Lyon médical, 1872, p. 469.

atteint au bras gauche de plusieurs plaques d'herpès circiné, contractées en caressant un chien de chasse qui, à ce moment, offrait deux plaques d'herpès tonsurant, l'une au-dessus de l'arcade sourcillière, l'autre au-dessous de la paupière inférieure.

Dans une autre séance de la même société, M. Daniel Mollière déclara avoir vu un chat atteint d'herpès tonsurant. Cet animal avait une éruption mal caractérisée derrière les oreilles; mais, autour de l'éruption, les poils étaient coupés ras. Ce chat avait été contaminé par une dame qui, atteinte d'un herpès tonsurant, avait l'habitude de le caresser. Nous dirons tout d'abord qu'il n'existe pas dans la science de cas d'herpès tonsurant chez les adultes; il y a donc là un premier point à éclaircir dans l'observation précédente, d'autant plus que le favus, au contraire, se rencontre à tout âge. Ainsi, tout récemment encore, un malade âgé de 56 ans, se trouvait en traitement à l'Antiquaille, service de M. Dron, pour un favus siégeant non-seulement sur le cuir chevelu, mais encore sur toute la surface du corps, comme dans l'exemple rapporté par Alibert (1). — Ce favus avait débuté à l'âge de 13 ans.

De plus, bien que nous respections l'opinion de l'éminent dermatologiste, qui, avec M. Mollière, aurait observé le chat incriminé, nous ferons

(1) Alibert. Description des maladies de la peau observées à l'hôpital Saint-Louis et exposition des méthodes suivies pour leur traitement. Paris, 1806-1818.

remarquer qu'il manque dans cette observation, pour qu'elle soit probante, un élément indispensable : l'examen microscopique, lui seul, en effet, peut trancher la question lorsqu'il s'agit d'une éruption aussi mal définie (1).

Des faits que nous venons de citer (2), il résulte que la transmission de l'herpès tonsurant de l'homme aux animaux, et réciproquement, paraît être démontrée pour le cheval et le bœuf. Elle est très-douteuse pour le chat, admise pour le chien. Quant au rat, il n'a été encore l'objet d'aucune recherche de ce genre.

CHAPITRE III.

EXPÉRIENCES PERSONNELLES RELATIVES A LA TRANSMISSION DE L'HERPÈS TONSURANT.

A. — *Expériences sur les rats.*

Expérience I. — 24 juin 1873. On dépose sur le dos d'une souris de la poussière trichophytique, après avoir coupé les poils aussi ras que possible. On sème, en outre, un peu de cette poussière dans la cage.

Le 26 juin. Rien de particulier à constater ; on sème de nouveau de la matière trichophytique dans la cage de la souris.

(1) Lyon médical, 1873, p. 168.

(2) Pendant l'approvisionnement de la ville de Lyon, en vue d'un siége, on a remarqué en 1871, une véritable épidémie d'herpès tonsurant parmi les bœufs amenés dans cette ville (Gigard, loc. cit.).

19 juillet. Rien d'apparent. Nouveau semis et en assez grande quantité.

Le 25 juillet. L'inoculation est toujours négative. On en pratique une nouvelle sur le sommet de la tête. Pour cela, on coupe les poils aussi courts que possible ; on humecte la plaque ainsi découpée, et l'on dépose de la matière trichophytique en faisant quelques frictions.[1]

26 août. Ce rat, observé chaque jour, n'a présenté aucune trace d'inoculation. Les poils ont repoussé peu à peu. Ce même jour, on pratique une nouvelle inoculation au niveau de la nuque, en rasant préalablement la place et en déposant une couche considérable de poussière trichophytique délayée dans de la glycérine.

Le 31. Cette souris est trouvée morte dans sa cage, et l'examen minutieux des surfaces précédemment inoculées est négatif.

Exp. II. — 27 juin 1873. On sème dans une cage de la matière trichophytique et l'on y place une petite souris.

19 juillet. La souris ne présentant aucun point d'inoculation, le semis est renouvelé avec une assez grande quantité de substance parasitaire.

Le 25. Ce mode d'inoculation ayant été infructueux, on dépose de la substance trichophytique sur le sommet de la tête après avoir rasé les poils.

26 août. Les poils ont repoussé sur le lieu de l'inoculation sans qu'on ait constaté aucun développement de parasite ; on renouvelle l'inoculation comme précédemment.

1er sept. Jusqu'à ce jour, le résultat de ces diverses inoculations a toujours été négatif. Ce rat s'échappe fortuitement.

Exp. III.—26 août. On inocule à une souris de la matière trichophytique, en arrière de la tête, en ayant soin de raser la place et de frictionner la partie avec la matière à inocuculation délayée dans de la glycérine.

1er sept. La souris présente une petite croûte au lieu d'inoculation. On la laisse en observation.

Le 11. L'animal a été quotidiennement observé et on a pu se convaincre que cette croûte n'était point due au développement du parasite, mais bien à l'irritation produite par l'inoculation.

Du reste, ayant été tué accidentellement ce jour-là, il a été possible de soumettre les points inoculés à un examen minutieux. Il en est résulté que la croûte sus-mentionnée était adhérente aux poils, mais non pas à la peau qui, du reste, n'offrait aucun caractère particulier. Enfin, soumise à l'examen microscopique, cette croûte était constituée par les éléments du pus.

Exp. IV. — 25 sept. Inoculation trichophytique d'une souris, avec de la matière délayée en pâte avec de l'eau distillée.

20 octobre. Cette souris meurt d'inanition. La plaque d'inoculation n'est plus visible, les poils ayant repoussé avec tous leurs caractères normaux.

Exp. V. — 27 octobre. Après avoir fait une pâte avec de la matière trichophytique et de l'eau distillée, on l'inocule et on l'applique sur le train postérieur d'une souris, les poils préalablement coupés dans une certaine étendue. De plus, on saupoudre le reste du corps avec cette même substance.

22 nov. Au niveau de la plaque d'inoculation, rien de semblable à l'herpès tonsurant ne s'est encore développé, quoique les poils n'aient pas encore complètement repoussé. Ce jour-là, nouvelle inoculation sur le sommet de la tête avec une quantité considérable de matière parasitaire.

17 déc. Ce rat est mort de froid hier. Les inoculations ont été négatives.

Exp. VI. — 8 déc. Sur un rat assez gros, on sème de la matière trichophytique, de telle sorte que le dos est entièrement couvert de cette poussière, et l'excédant de matière parasitaire est semé dans la cage.

Le 22. Rien à noter. Nouveau semis comme ci-dessus.

3 janv. Rien de particulier. Nouveau semis.

Le 7. L'inoculation du trichophyton étant toujours négative, on réserve ce rat pour les inoculations de favus, dont nous parlerons plus loin.

Exp. VII. — 11 déc. On inocule sur le dos d'une souris de la matière trichophytique, après avoir préalablement rasé et frictionné le lieu d'inoculation. On l'observe quotidiennement. Le 17 décembre, elle meurt de froid, sans que l'inoculation ait donné aucun résultat.

Exp. VIII. — 11 déc. Sur le dos d'une souris on inocule de la matière trichophytique, comme dans l'expérience précédente. De plus, on saupoudre l'animal avec l'excédant de matière parasitaire.

Le 20. Nouveau semis sur le dos du rat.

Le 29. Troisième semis. Pas de manifestation parasitaire.

3 janv. Quatrième semis.

Le 7. Jusqu'à ce jour l'inoculation de l'herpès tonsurant est négative. Aussi réserve-t-on cette souris pour les inoculations faviques.

De cette série d'expériences sur les rats on peut, ce nous semble, conclure qu'ils ne sont pas aptes à contracter l'herpès tonsurant par inoculation. En effet, le mode d'inoculation a été varié, tantôt on a saupoudré les rats avec de la matière trichophytique sèche, tantôt on a placé les souris dans des cages où se trouvait déposée une grande quantité de cette substance, ce qui devait rendre la contagion plus facile ; tantôt, sur des surfaces dépourvues de poils et irritées, on a déposé cette matière délayée soit dans de l'eau distillée, soit dans de la glycérine ; enfin, dans d'autres cas, on s'est servi d'un bistouri pour raser la surface d'inoculation et la râcler avec cet instrument chargé de substance parasitaire, afin de se rapprocher le plus possible du mode d'inoculation du sycosis par le barbier.

B. — *Expériences sur les chats.*

Exp. IX. — Chat à poil noir, âgé d'un mois environ. — 14 juin. Après avoir coupé les poils aussi ras que possible, avec des ciseaux, au niveau du train postérieur, on humecte légèrement la surface de cette plaque ainsi rasée, et l'on y dépose de la matière trichophytique. L'animal est surveillé pendant quelques instants.

Le 18. La plaque d'inoculation ne présente aucun caractère bien tranché. On y dépose de nouveau de la matière trichophytique.

Le 30. Les inoculations précédentes paraissant négatives, on craint de n'avoir pas déposé la matière parasitaire assez près de la peau ; aussi fait-on, ce jour-là, une nouvelle inoculation, mais après avoir rasé la plaque au moyen d'un rasoir. De plus, on humecte la surface, et non seulement on y dépose la matière trichophytique mais encore on pratique des frictions avec elle.

7 juillet. La plaque d'inoculation est recouverte de petite croûtes lamelleuses et les poils ont incomplètement repoussé. Il semble qu'il y ait eu un commencement de développement du parasite. En effet, ces croûtes, examinées au microscope, laissent voir de nombreuses spores, généralement petites, quelques-unes même très-petites, réunies deux à deux ou en plus grand nombre, sans trace de mycélium.

Le 21. Au niveau de la plaque d'inoculation, les poils ont repoussé, et il n'existe plus que quelques furfurs.

On râcle ces furfurs, on arrache quelques poils, et le tout est examiné au microscope. On voit manifestement l'altération des poils due à la présence du trichophyton, c'est-à-dire que le poil est complètement dissocié, et entre les fibres il existe de nombreuses spores. On en trouve çà et là autour des poils et dans le reste de la préparation.

Ce même jour, sur le sommet de la tête préalablement rasé, on dépose de la matière trichophytique et on rase la surface d'inoculation avec le rasoir chargé de cette substance.

Le 28. La guérison de la première inoculation est complète. La surface de la dernière inoculation présente à son centre une plaque à forme circinée, d'un centimètre de diamètre, avec un bord légèrement saillant, mais sans vésicules apparentes et parsemée de petites croûtes et lamelles ; les poils n'ont pas repoussé.

On se proposait de soumettre cette plaque d'inoculation à un examen microscopique lorsque les caractères auraient été encore mieux accusés ; malheureusement le chat a succombé le lendemain par suite d'un accident, et il n'a pas été possible d'en recueillir la peau.

Exp. X. — Chat à poil blanc, âgé de 3 à 4 mois.

19 mai. Après avoir coupé les poils avec les ciseaux et humecté les régions suivantes : 1° paroi abdominale ; 2° entre les griffes ; 3° sommet de la tête, on y dépose de la matière trichophytique préalablement délayée et dissociée le plus possible.

Le 26. Les plaques d'inoculation ne présentent aucun caractère particulier.

13 juin. Depuis le 7 juin on constate l'existence d'une croûte adhérente au niveau de la plaque d'inoculation du sommet de la tête.

21 juillet. Les poils ont repoussé au niveau des différentes régions inoculées et sans l'existence d'un peu de pityriasis, il serait difficile de savoir où les inoculations ont été pratiquées. Mais sur la face externe des deux oreilles on remarque certains symptômes qui rappellent tout à fait l'herpès tonsurant du cuir chevelu chez les enfants. Il existe, en effet, une plaque elliptique dont le bord est formé en grande partie par le bord même de l'oreille ; sa coloration est d'un rose tendre nettement accusé, et, si l'on regarde

l'oreille par transparence, on constate une vascularisation très-marquée. Les poils sont plus rares que dans les parties voisines, plus secs, plus courts et d'un gris plus pâle. On ne voit pas de vésicule soit au centre, soit à la périphérie de la plaque ; il est même difficile d'apprécier si le bord forme une légère saillie. Outre cette altération des poils, ainsi que la forme et la couleur de la plaque, il existe une desquamation furfuracée. Lorsqu'on se sert de la pince, on constate que les poils s'arrachent avec la plus grande facilité, mais quelques-uns cependant se brisent.

Si l'on examine au microscope les poils et les lamelles, on ne trouve ni mycélium ni spores trichophytiques. La seule lésion que l'on constate consiste dans une atrophie du bulbe pileux ; le reste de la préparation est constitué par des débris épidermiques.

Le 23. Nouvelle inoculation de matière trichophytique à la base des oreilles en se servant du rasoir comme précédemment.

28 juillet. A la base des deux oreilles, il existe une croûte brunâtre d'un centimètre environ, fortement adhérente à la peau. De plus, la face externe des deux oreilles présente les caractères déjà signalés et qui pendant quelques jours s'étaient effacés, c'est-à-dire une rougeur sous forme de plaque nettement limitée, avec diminution du nombre des poils et sécheresse plus grande, mais sans furfurs, vésicules ou croûtes.

11 août. Nouvelles inoculations à la face externe des deux oreilles, au moyen du rasoir.

A la base des deux oreilles ainsi que sur le sommet de la tête, on trouve de petites croûtes qui se détachent facilement avec la pince, en entraînant quelques poils.

Ces croûtes, examinées au microscope, contiennent un certain nombre de spores très-distinctes, mais point de mycélium.

Le 20. On n'observe rien de nouveau sur ce chat ; les dernières inoculations n'ont donné aucun résultat. Néanmoins il reste soumis à une observation fréquente, et il sert plus tard à un autre ordre d'expériences.

Exp. XI. — Chat à poil blanc, âgé de 20 à 25 jours.

20 août. Inoculation à l'aide du rasoir, à la base de l'oreille droite avec de la matière trichophytique. On pratique avec cette même substance une inoculation à l'oreille gauche par trois piqûres à la face interne et une à face externe.

Le 25. L'inoculation paraissant négative, on en pratique une nouvelle avec de la matière trichophytique recueillie sur un autre enfant. Cette inoculation est faite sur le sommet de la tête au moyen du rasoir, après avoir coupé les poils aussi ras que possible. De plus, la matière parasitaire est laissée à demeure.

1er septembre. Au niveau de la dernière inoculation, il existe une petite croûte furfuracée, grisâtre, mais ne ressemblant nullement au furfur de l'herpès tonsurant. Rien de particulier sur les oreilles.

Le 6. Les poils ont repoussé sur les surfaces inoculées.

29 octobre. On a observé régulièrement ce chat jusqu'à ce jour, et on a pu se convaincre que les inoculations sont restées négatives.

Exp. XII.— Chatte à poil gris, âgée de 6 semaines.

29 juillet. Sur le sommet de la tête, on inocule de la matière trichophytique au moyen du rasoir.

11 août. Une croûte s'est développée au niveau de l'inoculation, mais cette croûte examinée au microscope, ne contient aucune trace de parasite.

Nouvelle inoculation de matière trichophytique : 1° sur le sommet de la tête ; 2° sur le dos.

Le 20. On trouve encore une petite croûte furfuracée sur le sommet de la tête, mais sur le dos les poils ont repoussé.

Nouvelle inoculation : 1° sur le sommet de la tête, par semis; 2° à la face interne de l'oreille gauche par râclage.

Le 25. Autre inoculation sur le sommet de la tête en avant de la première plaque d'inoculation, sur laquelle on voit une petite croûte grisâtre, et à la face interne de chaque oreille inoculation par piqûre.

Le 30. Les inoculations précédentes ne semblent pas

avoir réussi. On en pratique une nouvelle sur le dos, à l'aide du rasoir, chargé de matière trichophytique.

15 septembre. A la face externe des deux oreilles, il existe un peu d'alopécie et une légère desquamation furfuracée.

Nouvelle inoculation sur le sinciput.

Le 24. Sur la face externe des deux oreilles on remarque des plaques dépilées, d'aspect grisâtre, parsemées de furfurs, régulièrement limitées, mais de forme irrégulière.

Examinés au microscope, les furfurs renferment de petites spores en assez grand nombre, arrondies, réunies deux à deux, trois à trois, ou isolées, sans mycelium.

De ces caractères il résulte que l'on a bien sous les yeux un herpès tonsurant.

20 octobre. Les plaques des oreilles, loin de s'étendre, se sont effacées peu à peu; aussi ne constate-t-on plus aujourd'hui aucun des caractères de l'herpès tonsurant.

Nouvelle inoculation de matière trichophytique à la base de l'oreille gauche.

Le 30. L'inoculation précédente paraît avoir été couronnée de succès, mais le développement du trichophyton s'est effectué avec lenteur et a peu de tendance à se propager. On trouve, en effet, à la base de l'oreille gauche les caractères de l'herpès tonsurant, mais sur un point seulement, de 1 centimètre environ, caché par les poils du voisinage. C'est en écartant ces poils que l'on constate l'existence d'une dépilation avec petits furfurs d'aspect grisâtre.

Au microscope, on voit non-seulement quelques spores rondes, petites, mais encore des tubes de mycélium, peu nombreux il est vrai, mais nettement caractérisés.

On continue à observer ce chat, mais l'herpès tonsurant guérit promptement.

En résumé, sur quatre jeunes chats inoculés avec de l'herpès, trois ont contracté cette affection, et dans ces trois cas, le diagnostic a été contrôlé par le microscope, qui a permis de constater l'existence du trichophyton. Le parasite observé au microscope résulte bien, non de la simple présence, mais du développement de celui qui a été semé ; on connaît les soins minutieux de propreté que les chats apportent à leur toilette, et de plus, dans toutes nos observations, il y a eu une période de plusieurs jours pendant laquelle l'examen ne faisait rien constater et aurait pu plutôt laisser croire à un résultat négatif. Mais, s'il ressort de ces expériences, que le chat est susceptible de contracter l'herpès tonsurant par inoculation, elles mettent aussi en évidence le peu de tendance de cette affection à se développer et à persister sur cet animal.

C. — *Expériences sur les chiens.*

Exp. XIII—29 sept. Inoculation de matière trichophytique à un chien d'arrêt, sous poil marron, âgé de un mois et demi et bien portant. Cette inoculation est pratiquée à la base de l'oreille gauche. Les poils ayant été préalablement rasés, on râcle la surface d'inoculation avec un rasoir chargé de matière parasitaire délayée dans un peu d'eau, et on en laisse à demeure une grande quantité.

1er octobre. Nouvelle application de matière trichophytique sur la plaque d'inoculation précédente, en se servant également du rasoir.

Le 8. Cette première inoculation restant négative, on en pratique une autre sur la paroi abdominale dans une région peu velue et sur la croupe.

Le 22. L'inoculation est négative sur la paroi abdominale, mais au niveau de la croupe, les poils sont d'un marron plus clair, et, lorsqu'on les écarte on constate une desquamation furfuracée.

Examen microscopique. Les poils ne paraissent pas malades ; le bulbe est d'une intégrité parfaite; à une certaine hauteur la tige devient noueuse, mais le canal médullaire persiste au-dessus de ce nœud ; le reste de la tige est sain. Quant aux gaînes, elles ne sont pas altérées.

Les furfurs renferment de nombreuses spores isolées ou réunies et quelques fragments de tubes sporophores.

Ce même jour, nouvelle inoculation au niveau de la région frontale.

10 novembre. Au niveau de la plaque d'inoculation du front, il existe une surface de 2 centimètres de diamètre environ, parsemée de petits furfurs, et dépilée. On y dépose de nouveau de la matière trichophytique et en même temps on pratique une inoculation à la racine du nez, en se servant du rasoir comme précédemment.

8 décembre. Sur le front, persistance de la plaque signalée ci-dessus ; ses dimensions sont restées les mêmes. Les poils ont repoussé au niveau de la racine du nez, où l'inoculation a été complètement négative.

22 janvier. La plaque frontale survenue à la suite de l'inoculation, et dont les caractères ont été ceux de l'herpès tonsurant, s'est guérie d'elle-même. Aujourd'hui la guérison est complète.

Dès lors on réserve ce chien pour une autre série d'expériences.

Exp. XIV. A une chienne provenant de la même portée que le chien précédent, on inocule, le 29 septembre, de la matière trichophytique sur le sinciput en se servant du rasoir.

20 octobre. On soumet cette chienne aux inoculations suivantes : 1° à la face interne et supérieure de la cuisse droite, dans le voisinage de la région inguinale qui est pauvre en poils; la peau est préalablement irritée par râclage; 2° entre le premier et le deuxième orteils de la patte postérieure droite, les poils sont préalablement coupés.

Quant à la plaque du sinciput provenant de la première inoculation, elle présente des caractères importants à noter. Les poils ont incomplètement repoussé, il existe là une sorte d'alopécie partielle, et de plus la surface est parsemée de furfurs. Toutefois on ne constate ni l'aspect grisâtre chagriné, ni la forme circinée avec poils cassés que l'on observe chez les enfants atteints d'herpès tonsurant.

Examen microscopique.— Les furfurs renferment de nombreux fragments de tubes sporofores. On trouve çà et là des spores, mais en petit nombre. Les poils ont une cassure irrégulière, avec dissociation et inégale longueur des fibres corticales.

12 novembre. Les deux inoculations pratiquées le 20 octobre sont restées négatives, et la plaque sincipitale qui avait donné un résultat positif a disparu d'elle-même.

Nous n'avons pu, à notre grand regret, multiplier ces expériences sur les chiens ; mais, s'il était permis de conclure des deux précédentes, nous n'hésiterions pas à dire que le chien est apte à contracter expérimentalement l'herpès tonsurant. On voit, en effet, avec quelle facilité la matière trichophytique s'est inoculée dans ces deux cas, surtout si l'on se reporte aux inoculations analogues pratiquées sur les rats.

CHAPITRE IV.

EXPÉRIENCES PERSONNELLES. — INOCULATION DE FAVUS AUX ANIMAUX PRÉCÉDEMMENT INOCULÉS AVEC DE L'HERPÈS TONSURANT.

A. — *Expériences sur les rats.*

EXP. XV.— 7 janvier. On saupoudre avec de la matière favique prise sur un enfant non encore traité, la souris qui a servi à l'expérience VI.

Le 12 janvier. On renouvelle cette inoculation, mais cette

fois avec un mélange à peu près égal de favus et d'herpès.

Le 21. On inocule à cette souris au niveau du train postérieur, comme précédemment, un mélange de favus et d'herpès, non plus par semis, mais en coupant tout d'abord les poils, puis en râclant la surface avec un bistouri chargé de ce mélange qu'on laisse ensuite à demeure.

Le 26. On constate, sur le limbe de l'oreille gauche, une petite croûte d'un gris jaunâtre, dont les caractères sont ceux d'un godet de favus. Il n'existe rien sur le reste du corps.

7 février. Le godet est bien caractérisé et se développe chaque jour. Sur le limbe de l'oreille droite, on aperçoit une petite croûte grisâtre qui paraît être aussi le début d'un godet. Ce même jour, on sème de la matière favique dans la cage.

Le 9. Cette souris a succombé dans la journée d'hier, et la mort ne semble pouvoir être attribuée qu'à une asphyxie due à la fumée d'un poêle, à moins toutefois que l'ingestion possible de la matière favique n'ait produit une sorte d'intoxication.

L'examen microscopique des godets ne laisse aucun doute sur la nature favique de ces croûtes, développées sur les oreilles de cette souris.

B. — *Expériences sur les chats.*

Exp. XVI.— 30 août 1873. Sur le chat qui nous a servi pour l'expérience X et sur lequel l'herpès tonsurant a été inoculé avec succès, mais sans extension de l'affection, nous inoculons du favus. Cette inoculation est pratiquée à la base de l'oreille gauche, soit par piqûre, soit par râclage avec le bistouri chargé de matière favique préalablement délayée dans de l'eau distillée. On dépose également de la matière parasitaire dans la dépression qui se trouve à la base de l'oreille droite.

6 septembre. Dès le 3 septembre, on observe, au niveau de la surface inoculée de l'oreille gauche, de petites croûte impétigineuses : croûtes qui non-seulement persistent les

jours suivants, mais encore se multiplient en prenant l'aspect favique. Ce même jour on inocule de nouveau du favus par râclage et par trois piqûres sur la face externe de l'oreille droite.

Le 15. Sur les plaques d'inoculation il existe des croûtes jaunes, adhérentes, dont une présente un aspect favique caractéristique. On enlève avec l'ongle celles qui se trouvent sur l'oreille droite.

Les godets enlevés, sont examinés au microscope, et l'on y trouve tous les caractères de l'achorion.

Le 19. Le chat a disparu hier ; on ne peut donc continuer cette observation qui du reste est déjà très-concluante.

Exp. XVII. — Le chat qui fait le sujet de l'expérience XI est soumis le 1er septembre à une inoculation de favus. A la base des deux oreilles, après avoir coupé les poils, on inocule à l'aide d'un bistouri de la matière favique préalablement délayée dans de l'eau distillée. On râcle la surface et on fait plusieurs piqûres.

Le 3. On ne constate rien de particulier au niveau des inoculations. Il existe seulement quelques petites croûtes. Nouvelle inoculation de favus, soit sur le sommet de la tête, soit entre le premier et le deuxième orteil de la patte antérieure droite.

Le 6. Les croûtes qui se sont développées au niveau des points inoculés sont adhérentes, mais n'ont pas de caractères bien tranchés. Nouvelle inoculation de matière favique sur le dos, en rasant la surface avec le rasoir chargé de cette substance qu'on y dépose ensuite en grande quantité. Autre inoculation par piqûre à la face externe de chaque oreille. Enfin, dépôt abondant de cette même substance entre les deuxième et troisième orteils des deux pattes antérieures.

Le 15. On trouve des croûtes grisâtres sans forme déterminée, faiblement adhérentes. La portion en contact avec la peau a une forme convexe, une coloration d'un jaune soufré caractéristique et une certaine humidité. La peau sur laquelle elle repose est rosée, luisante, porte la marque d'empreintes arrondies, tous les caractères en un mot d'une prolifération favique. On détache ces croûtes avec l'ongle, afin de les examiner au microscope qui vient confirmer le diagnostic. Sur le dos, la croûte provenant de l'inoculation précédente ne s'est point encore détachée, mais n'a aucun caractère favique. On l'enlève avec les poils qu'elle emprisonne pour voir si elle se reproduira. Rien entre les griffes.

13 octobre. Les croûtes faviques n'ont pas reparu, mais il existe une rougeur et une dépilation considérable des oreilles. L'animal est maigre, chétif.

L'expérience étant jugée suffisamment concluante, on suspend l'observation.

Exp. XVIII. — 3 septembre. Sur le chat qui nous a servi pour l'expérience XII, on inocule à la patte droite, entre le deuxième et le troisième orteil, soit par piqûre, soit par dépôt, de la matière favique en assez grande quantité.

Le 11. Sur le point inoculé, il existe une petite croûte, sans caractères bien définis. On la respecte afin de suivre son développement.

Le 15. Sur la patte droite, entre le deuxième et troisième orteil, il existe une petite croûte adhérente, grisâtre, dont la partie profonde est convexe et d'un jaune soufré. La peau à laquelle elle adhère est déprimée, luisante et un peu humide. Cette croûte a donc les caractères du godet favique.

Le 24. Ce godet s'est reproduit avec ses caractères habituels, et pour éviter toute erreur, on le soumet à l'examen microscopique. On y trouve tous les éléments de l'achorion Schœnlenii.

20 octobre. Ce chat qu'on avait cessé d'observer pendant plusieurs jours, le résultat de l'expérience ayant été satisfaisant, porte depuis huit jours sur la partie moyenne de la patte gauche antérieure un godet favique du volume d'un gros pois. Les caractères sont si nets et si tranchés, qu'on juge inutile de l'examiner au microscope.

C. — *Expériences sur les chiens.*

Exp. XIX. — 24 janvier. Au chien mâle qui fait le sujet de notre inoculation d'herpès tonsurant, on inocule au-dessus du sourcil gauche de la matière favique préalablement délayée dans de l'eau distillée. On coupe d'abord les poils, puis on irrite la surface avec un rasoir chargé de cette matière. On observe l'animal pendant un certain temps, afin qu'il ne puisse compromettre par le grattage le résultat de l'inoculation.

Le 28. Croûtes d'un gris noirâtre adhérentes, recouvrant la plaque d'inoculation. Pas d'inflammation apparente. On renouvelle l'inoculation par râclage et par piqûre.

Le 30. La croûte s'est détachée, et l'on ne trouve sur la surface d'inoculation aucun des caractères du favus. Néanmoins ce chien est soumis à une observation attentive pendant longtemps encore, et le résultat reste toujours négatif.

Exp. XX. — 24 janvier. On inocule à la chienne de la matière favique au niveau de la région inguinale gauche, c'est-à-dire dans une région dépourvue de poils, ainsi que sur le sommet de la tête, après avoir coupé les poils aussi ras que possible. Le favus est recueilli sur un sujet non encore traité. Délayé dans de l'eau distillée, il est inoculé. L'inoculation est pratiquée soit par râclage, soit par piqûre, et comme pour le chien mâle, on surveille l'animal pendant un certain temps.

Le 28. Rien d'apparent. Pas la moindre croûte dans la région inguinale. Desquamation furfuracée sur le sommet de la tête. On renouvelle l'inoculation.

10 février. Les deux inoculations successives sont restées infructueuses jusqu'à ce jour, cette chienne étant toujours en observation. On peut donc dire que le résultat de l'inoculation a été tout à fait négatif.

CONCLUSIONS.

Arrivé à la fin de ce travail, il nous reste à mettre en lumière les conséquences qui découlent des expériences que nous venons de relater.

De nos expériences sur les rats, il ressort clairement que cet animal n'est pas susceptible de contracter l'herpès tonsurant. En effet, dans nos huit expériences, non-seulement nous avons varié le mode d'inoculation, mais encore nous avons employé des quantités considérables de matière parasitaire, prise au moment même sur la tête de jeunes enfants. Ce n'était donc pas un cryptogame vieilli, altéré, mais au contraire, plein de vitalité et en pleine végétation. Le résultat a toujours été négatif ; et en cela nous sommes d'accord avec nos devanciers, qui n'ont jamais observé chez le rat d'herpès tonsurant développé spontanément. Le favus, au contraire, se développe chez cet animal avec la plus grande facilité. La seule inoculation que nous ayons faite a donné un résultat positif, et nous aurions multiplié ces expériences si déjà les faits précités de MM. R. Tripier et Saint-Cyr, ne l'avaient suffisamment démontré. Chose remarquable, c'est chez un rat réfractaire à l'herpès tonsurant que nous avons pu inoculer le favus avec succès.

Nos expériences sur les chats ont permis de constater que cet animal pouvait contracter l'herpès tonsurant par inoculation; seulement, chez lui, cette affection parasitaire a peu de tendance à se développer, et elle s'éteint rapidement sans le secours d'aucune médication. Nous n'avons trouvé nulle part des faits relatifs à l'inoculation du trichophyton chez le chat; et le seul cas cité dans notre historique, dans lequel le diagnostic herpès tonsurant fut porté, doit être considéré comme très-douteux, l'examen microscopique n'étant pas venu le corroborer. Quant au favus, il est susceptible d'être inoculé au chat; les expériences de MM. Jacquetant et Saint-Cyr en font foi, et nous-même sommes arrivé au même résultat, comme on peut s'en convaincre par la lecture de nos expériences.

Enfin, nos expériences, malheureusement trop peu nombreuses sur les chiens, tendent à démontrer que l'herpès tonsurant inoculé à ces animaux trouve sur eux un terrain favorable à sa germination. Dans nos deux cas, le résultat a été positif. N'est-ce pas là une preuve de plus que ces plaques dépilées, que le hasard fait si souvent rencontrer chez ces animaux, ne sont autre chose que des plaques d'herpès tonsurant. Il est vrai de dire que les observateurs n'ont pu encore constater dans ce cas l'existence de spores du trichophyton; mais cela ne tient-il pas à ce que la recherche de ce parasite présente souvent de grandes difficultés? Cette manière de voir vient aussi à l'appui des nombreux faits cliniques où l'on a constaté sur les doigts et les membres supérieurs de l'homme, des plaques d'herpès circiné dont la cause ne pouvait être attribuée qu'au contact du chien, dans les caresses qui lui sont prodiguées.

En résumé, de par les faits ci-dessus énoncés, nous nous croyons en droit d'affirmer :

1° Que le rat est réfractaire à l'herpès tonsurant, mais qu'il contracte le favus avec la plus grande facilité ;

2° Que le chat peut contracter aussi bien l'herpès tonsurant que le favus ;

3° Que le chien contracte facilement l'herpès tonsurant, autant que le favus ;

4° Que le cheval, le bœuf sont très-aptes à la germination du trichophyton.

A. PARENT, imprimeur de la Faculté de Médecine, rue M.-le-Prince, 31.

www.ingramcontent.com/pod-product-compliance
Ingram Content Group UK Ltd.
Pitfield, Milton Keynes, MK11 3LW, UK
UKHW021034180726
13838UKWH00004B/1795